EAU BALSAMIQUE

DE SOULTZMATT;

DE SON EMPLOI ET DE SON EFFICACITÉ

DANS LE TRAITEMENT

DES AFFECTIONS CATARRHALES, DE LA COQUELUCHE, DU CROUP, DE LA PHTHISIE PULMONAIRE, DES HÉMORRHAGIES ET DE QUELQUES AFFECTIONS CACHECTIQUES, DE LA LEUCORRHÉE, DE LA DIARRHÉE, DU CATARRHE DE LA VESSIE, DU SCORBUT ET DES PLAIES;

PAR D. ARNOLD,

MÉDECIN DES BAINS DE SOULTZMATT (HAUT-RHIN).

Omne tulit punctum qui miscuit utile dulci.
Hor., *Ars poetica.*

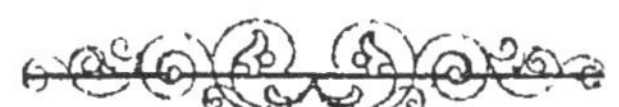

MULHOUSE,

TYPOGRAPHIE GOETSCHY, RUE SAINTE-CLAIRE, 16.

—

1860.

EAU BALSAMIQUE

DE SOULTZMATT;

DE SON EMPLOI ET DE SON EFFICACITÉ

DANS LE TRAITEMENT

DES AFFECTIONS CATARRHALES, DE LA COQUELUCHE, DU CROUP, DE LA PHTHISIE PULMONAIRE, DES HÉMORRHAGIES ET DE QUELQUES AFFECTIONS CACHECTIQUES, DE LA LEUCORRHÉE, DE LA DIARRHÉE, DU CATARRHE DE LA VESSIE, DU SCORBUT ET DES PLAIES;

PAR D. ARNOLD,

MÉDECIN DES BAINS DE SOULTZMATT (HAUT-RHIN).

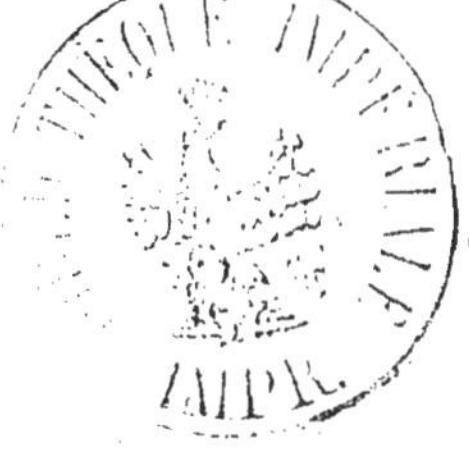

Omne tulit punctum qui miscuit utile dulci.
HOR., *Ars poetica.*

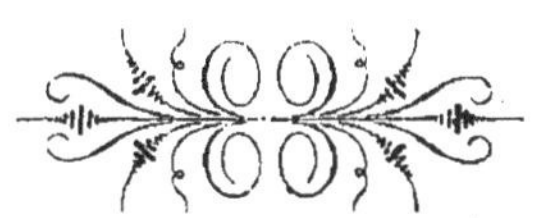

MULHOUSE,

TYPOGRAPHIE GOETSCHY, RUE SAINTE-CLAIRE, 16.

—

1860.

INTRODUCTION.

Comment suis-je arrivé à la découverte de l'eau balsamique? La nécessité rend industrieux. L'intempérie des saisons, l'air délétère des fabriques, un travail quelquefois au-dessus des forces humaines, et principalement la misère, engendrent souvent chez les habitants de nos montagnes des bronchites et des pneumonies, qui, n'étant pas traitées au début, dégénèrent en bronchites chroniques avec asthmes et expectorations abondantes, ou en phthisies pulmonaires; c'est dans ce triste état qu'ils viennent ordinairement me consulter.

Comme la plupart des substances balsamiques, qu'on emploie dans les affections chroniques des poumons, fatiguent presque toujours l'estomac, il me vint en idée de chercher une substance qui pût remplacer avantageusement ces médicaments, et à force d'étude et de patience, je parvins à découvrir, dans le sapin de nos montagnes, un principe aromatique et tonique, qui me sembla d'abord atteindre parfaitement le but que je me proposais. Dès lors je me livrai à des expériences suivies pour pouvoir retirer de cette substance le plus grand avantage possible, et, tout imparfaite que fût la préparation primitive, j'en obtins des effets vraiment surprenants : ce qui m'encouragea à faire tous mes efforts pour perfectionner mes premiers essais, et je fus assez heureux d'atteindre complètement mon but, en associant ce principe aromatique et tonique à l'eau gazeuse, alcaline et non ferrugineuse de Soultzmatt.

Ce médicament n'était pas destiné, dans l'origine, à sortir de notre vallée; je me contentais de l'administrer à mes malades et à quelques personnes affectées de la poitrine, qui étaient envoyées à Soultzmatt pour y boire le petit lait et l'eau acidulée gazeuse de la source. Mais des médecins distingués de Strasbourg, Colmar, Mulhouse, Belfort et autres villes, étant venus visiter successivement nos bains, furent frappés des effets que j'avais obtenus de l'emploi de l'eau balsamique; ils désirèrent l'essayer à leur tour; je leur en envoyai à plusieurs reprises, et ils eurent lieu d'en être très satisfaits. Alors ils m'engagèrent à faire connaître cette eau au dehors; et comme, d'après leurs conseils, il m'en arrivait de toutes parts de nombreuses demandes, je me décidai à publier la présente brochure, pour servir de guide aux personnes qui seraient dans le cas d'en faire usage.

Cependant, quelque bienfaisante que soit l'eau balsamique, je dois dire qu'il ne faut l'employer qu'avec une très grande prudence et d'après les prescriptions d'un médecin.

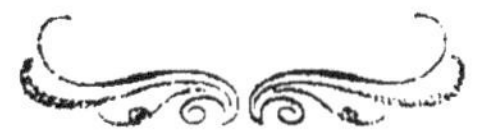

EAU BALSAMIQUE

DE SOULTZMATT.

CHAPITRE PREMIER.

Caractères, Propriétés et Effets de l'Eau balsamique. — Distinction entre le Cachet rouge et le Cachet vert.

L'eau balsamique de Soultzmatt a l'apparence de l'eau de source la plus pure; elle est légèrement gazeuse, parce que je suis parvenu à éviter l'échappement du gaz qui se trouve dans l'eau naturelle de Soultzmatt. Grâce à cette précaution, elle se conserve fort longtemps, sans s'altérer, ce qui permet de la transporter à de grandes distances. Quand on débouche la bouteille, elle ne mousse pas comme l'eau naturelle; mais, comme beaucoup d'eaux de cette espèce, elle renferme de l'acide carbonique dissous ou combiné. Ce qui garantit encore l'inaltérabilité de cette eau, c'est que, chose fort rare, l'eau de Soultzmatt ne renferme pas un atôme de fer; on n'a donc pas à craindre ces dépôts ocrés qui se forment au bout de peu de temps dans la plupart des eaux de cette espèce.

L'odeur de l'eau balsamique est celle du sapin, de sorte qu'elle révèle hautement le principe qu'elle contient. Aussi, les malades qui en ont fait usage, l'ont-ils baptisée, sans mon concours, du nom d'eau de sapin (*Tannenwasser*).

L'eau balsamique introduite dans la bouche communique de prime abord une sensation de fraicheur très agréable et assez analogue à celle qu'on obtient avec une pastille de menthe; aussi n'ai-je pas encore trouvé une seule personne, je ne dirai pas qui se soit refusée à la boire, mais qui ne l'ait bue avec plaisir, avantage très grand pour son administration qui, dans certaines maladies, doit être continuée longtemps. Beaucoup de malades auxquels j'ai conseillé de sucrer l'eau balsamique, la comparaient à une liqueur ayant quelque rapport avec l'eau de cerise (*Kirschwasser*) versée dans l'eau sucrée; chacun sait que cette boisson est considérée comme des plus agréables pour se désaltérer.

Tous les médecins savent combien il est difficile de continuer longtemps l'usage des balsamiques. Si l'on donne à un malade pendant huit jours du copahu, de la térébenthine, des capsules de Mothes ou de Raquin, ou toute autre substance balsamique, il faut, ou qu'il soit bien désireux d'être guéri, ou bien peu sensible, pour ne pas éprouver de fortes nausées ou du dégoût pour ces médicaments. Il n'en est pas de même de l'eau balsamique; si l'indication l'exige, on peut, sans crainte de fatiguer le malade, continuer indéfiniment son usage; car, grâce à l'eau gazeuse et alcaline, elle se digère sans aucune difficulté et peut même se prendre immédiatement après les repas, quand elle ne produit pas des effets purgatifs. Elle est généralement si peu antipathique à la digestion, qu'on peut même la prendre pour aider à digérer l'huile de foie de morue et le petit lait. Avantage très grand! comme on le verra plus tard, puisque dans beaucoup d'affections pulmonaires, je prescris l'eau balsamique en même temps que ces deux substances.

A quel moyen a-t-on recours ordinairement pour masquer et faire supporter le goût désagréable de l'huile de foie de morue? Au vin sucré, au café noir, etc., etc. Eh bien! si vous donnez au malade de l'eau balsamique, vous lui en déguisez le goût et lui administrez en même temps une substance utile. En effet, dans notre établissement de bains, où se fait chaque année un grand nombre de cures avec le petit lait, je n'ai pas tardé à m'apercevoir que les malades supportaient de cette manière beaucoup mieux ce traitement parfois trop débilitant.

De plus l'eau balsamique donne, peu d'instants après l'avoir bue, une douce sensation de chaleur intérieure qui se communique, seulement par degrés, à toute l'économie. On dirait qu'un vin généreux vous ranime et vous procure une sorte de bien-être. Cet effet, à moins que la dose administrée ne soit très forte, est fugace et ne dure que quelques instants; à cette sensation en succède une autre moins agréable, il est vrai, mais plus durable; c'est un faible sentiment d'astriction et de sécheresse, dont le siége est surtout à la gorge. Ces deux sensations distinctes expliquent à un certain point la manière d'agir de ce médicament qui renferme un stimulant diffusible et un astringent; c'est, suivant moi, à ces deux propriétés combinées que l'eau balsamique doit toutes ses vertus curatives.

Je ne connais pas la nature intime du principe astringent renfermé dans l'eau balsamique; mais ce que je sais fort bien, c'est que l'eau balsamique resserre les tissus, et que cet astringent me parait supérieur à beaucoup d'autres.

Quant au principe stimulant renfermé dans l'eau balsamique, il est de la nature de ceux qu'on appelle diffusibles; son action ne dure que quelques instants; je la compare à celle produite par le camphre, le café noir et plusieurs huiles essentielles. D'après cela on comprend facilement l'utilité pratique qu'on peut retirer de ce principe, puisque non seulement il ne fatigue pas l'estomac, mais encore il ouvre l'appétit. Il devient ainsi, comme je l'ai déjà dit plus haut, un moyen précieux pour faire supporter les autres médicaments.

L'action de l'eau balsamique sur le canal intestinal sain paraît être à peu près nulle; elle ne produit, dans la plupart des cas, ni constipation, ni diarrhées; avantage inappréciable pour un médicament qui doit être continué longtemps. Il n'en est pas de même dans les cas pathologiques, comme nous le verrons plus tard; l'eau balsamique agit surtout quand il y a supersécrétion, et elle ne contrarie pas l'action physiologique des membranes muqueuses.

S'il est des organes sur lesquels les balsamiques paraissent agir, c'est sans contredit sur les organes génito-urinaires. L'influence de l'eau balsamique, au contraire, se fait à peine sentir sur ces organes quand ils ne sont pas affectés; ainsi, je n'ai jamais remarqué qu'elle produisit le moindre effet sur eux chez les personnes atteintes de bronchites ou de toute autre maladie : fait important, à mon avis, car il prouve que l'eau balsamique n'agit d'une manière efficace et évidente que sur les organes devenus le siége d'une sécrétion anormale.

Toutefois, comme la plupart des stimulants diffusibles exercent plus ou moins leur action sur le système circulatoire en accélérant le pouls, j'ai dû rechercher le moyen de diminuer la force de l'eau balsamique en la privant en partie de son principe stimulant : c'est ainsi que je suis parvenu, après de nombreuses expériences, à obtenir l'eau balsamique portant cachet rouge, qui diffère de l'eau balsamique portant cachet vert, en ce qu'elle n'est plus guère qu'un astringent, qui agit à la manière du sucre de Saturne, considéré par beaucoup de médecins comme un moyen plus sûr que la digitale pour déprimer et ralentir la circulation. Avant cette modification, l'eau balsamique avait une application bien plus restreinte; je ne l'employais qu'avec beaucoup de prudence et de circonspection et à faible dose dans les cas de fièvre hectique.

J'ai cru devoir signaler cette différence entre l'eau balsamique au cachet rouge et celle au cachet vert, parce qu'elle est très importante dans le traitement de certaines maladies. Ainsi j'emploie le cachet rouge surtout dans les affections pulmonaires comme renfermant un principe moins stimulant que l'eau au cachet vert, que je préfère pour les affections des voies urinaires et pour les maladies des enfants.

CHAPITRE II.

De l'Emploi de l'Eau balsamique dans les Catarrhes pulmonaires chroniques, la Coqueluche et le Croup.

Lænnec, dans son immortel ouvrage dit : « Il n'est pas très
» rare, chez les vieillards surtout, et lorsque le catarrhe existe
» depuis un grand nombre d'années, de trouver la membrane

» muqueuse très pâle dans toute l'étendue des bronches, ou d'une » couleur jaunâtre, à peine mêlée de quelques nuances rouges. »

Andral ajoute :

« Il n'y a plus ici de travail inflammatoire ; s'il a existé dans » le principe, il a disparu depuis longtemps. Tout ce que nous » saisissons, c'est une altération dans la quantité et la qualité du » mucus, qui se prépare à la surface interne des bronches, c'est » une lésion de sécrétion. On émet une pure hypothèse que » détruisent un grand nombre de faits, lorsqu'on établit que » toute altération de sécrétion est liée à un travail d'irritation » dans la partie qui en est le siége. »

Méditons bien les paroles de ces deux maîtres ; elles ont été pour moi le premier mobile de mes essais.

Après avoir parlé des différents traitements mis en usage pour combattre le catarrhe pulmonaire, Lænnec ajoute : « Les balsamiques atteignent assez souvent le même but, lorsque l'estomac des malades peut les *supporter*, mais il faut les donner » à une dose *plus forte* qu'on ne le fait communément. Le baume » de copahu, celui de tolu et la térébenthine doivent être donnés à la dose de dix-huit à trente-six gouttes par jour, et quelquefois il est nécessaire de l'augmenter et de la porter au-delà. »

Dans leur savant et remarquable ouvrage, MM. Trousseau et Pidoux se plaignent à juste titre de l'oubli où, de nos jours, on a laissé ces puissants modificateurs. « Pour parler tout d'abord, » disent-ils, de notre propre expérience, nous affirmons qu'il » est dans la matière médicale bien peu d'agents aussi puissants » pour combattre les catarrhes pulmonaires chroniques et les » anciennes *phlegmasies* du larynx ». (Page 581, tome II.)

Ne voit-on pas dans les paroles de ces grands maîtres en même temps l'efficacité des balsamiques en général et la difficulté de leur emploi prolongé ?

Eh bien ! je crois avoir vaincu cette difficulté et accompli le désir de Lænnec.

Pourquoi les balsamiques sont-ils utiles dans le catarrhe chronique? Telle est la question que je me suis adressée. A tout état inflammatoire aigu, qui a été violent ou qui s'est répété plusieurs fois dans une membrane muqueuse, succède, après l'état congestionnel qui a augmenté le calibre des vaisseaux, une disposition à l'atonie; s'il s'établit une sécrétion habituelle plus abondante dans la membrane, que ce travail pathologique finit par altérer, par épaissir, alors au catarrhe vient se joindre le retrécissement mécanique des bronches. Pour faire cesser cet état, les praticiens ont ordinairement recours aux vomitifs, aux kermès, à l'oxyde blanc d'antimoine, à l'ipécacuanha, non dans le but unique de débarrasser les bronches des matières qu'elles renferment, mais parce que ces médicaments paraissent avoir une action *spéciale* sur le poumon. Selon moi, cette action consiste dans une stimulation, exercée sur le nerf pneumogastrique, qui innerve le tissu vésiculaire bronchique, si bien décrit par le docteur *Reisseissen*. D'ailleurs, nous avons tous pu apprécier le soulagement instantané qu'on obtient de ces médicaments : la respiration devient facile et les râles cessent ordinairement; mais si la maladie est ancienne, combien de temps durera l'effet de cette médication? très peu sans doute, et encore faudra-t-il pouvoir y revenir souvent; et trouve-t-on beaucoup de malades auxquels on puisse impunément appliquer sans relâche un pareil traitement? Il fallait donc chercher à arriver au même but par une autre voie, et il me semble avoir atteint ce but au moyen de l'eau balsamique. En effet, après qu'on a administré ce médicament, le malade affecté de catarrhe pulmonaire, éprouve une douce sensation à l'épigastre; environ un quart-d'heure après, cette sensation se propage à la poitrine, et si un poumon seul est affecté, c'est surtout sur celui qui est le siége de la maladie que l'effet se manifeste. Alors, pendant un temps plus ou moins long, suivant la dose prise par le malade ou sa susceptibilité spéciale, l'expectoration devient plus facile et plus abondante. Ce médicament agit comme les antimoniaux, seulement son action est plus vitale et moins mécanique, si je puis m'exprimer ainsi; mais toutes deux ont pour résultat d'imprimer un moment d'excitation dans le tissu bronchique et de faire cesser l'atonie. A ces phénomènes en succède un autre : c'est une sensation d'astriction prononcée à la gorge, qui semble se propager dans les bronches; elle est même quelquefois pénible. « J'aime bien votre eau balsamique, me disait un jour une jeune personne, car elle me fait le plus grand bien, mais elle me dessèche trop la gorge et la poitrine ». Sans cet effet d'astriction, l'eau balsamique ne serait pas plus avantageuse que toute autre substance stimulante; mais sa propriété astringente en fait un médicament précieux; elle resserre, à la manière du sucre de Saturne et de l'alun, des tissus primitivement dégorgés. Au bout de peu d'heures, l'action astringente cesse à son tour; mais, en donnant de nouveau une certaine dose d'eau balsamique, on obtient le retour des phénomènes que je viens de décrire, *stimulation momentanée*, *expectoration*, *resserrement*.

Le catarrhe pulmonaire, désignation que j'admets avec Lænnec, est loin d'offrir toujours les mêmes caractères, les mêmes symptômes, les mêmes signes stéthoscopiques; partant de là, le même traitement ne peut lui convenir d'une manière invariable; car je ne suis pas de ceux qui, pour prôner un médicament, veulent l'appliquer à tous les cas. Le moyen le plus sûr de créer la renommée d'une substance médicamenteuse, consiste à bien apprécier les circonstances dans lesquelles elle peut convenir et celles où il faut la rejeter. L'eau balsamique réussira d'autant mieux qu'on sera plus éloigné de la période d'acuité; elle convient parfaitement dans le catarrhe muqueux, que l'expectoration soit muqueuse ou puriforme; l'abondance du produit sécrété ne contre-indique pas son emploi. Il m'a même semblé qu'on réussissait plus facilement, dans ce cas, à supprimer, à tarir la sécrétion; ce qui tient sans doute à ce que la membrane muqueuse est dans des conditions anatomiques plus favorables à l'emploi des balsamiques. Plus les râles sont à grosses bulles et bruyants dans la poitrine, plus on a de chance de les voir disparaître. Il n'en est pas tout-à-fait de même lorsque les râles sont très fins et qu'ils se produisent dans les dernières ramifications bronchiques et que la dyspnée est pour ainsi dire l'état habituel du malade, ou que l'oppression éclate subitement par accès. Chez ces malades, la membrane muqueuse paraît être dans d'autres conditions: elle est engorgée, souvent hyperthrophiée, et la tendance à la sécrétion est à peu près nulle.

Donner, dans des cas de ce genre, l'eau balsamique, c'est s'exposer à nuire en amenant un état d'irritation qui n'est pas suivi de sécrétion. Au lieu de resserrer les tissus, de diminuer les crachats, il faut tâcher de les liquéfier, de les rendre moins visqueux, en un mot, produire une espèce de dégorgement de la membrane, effet qu'on obtient par le sel ammoniaque surtout et par quelques autres préparations alcalines. Si l'état pathologique de la membrane est changé, on peut alors employer avec succès l'eau balsamique.

L'expérience m'a appris que l'eau balsamique est un médicament très précieux dans la coqueluche arrivée à la 2e et 3e période. La coqueluche, comme on sait, n'est autre chose qu'un spasme nerveux qui vient s'enter le plus souvent sur une bronchite chronique chez les enfants. Or, l'eau balsamique a une double action très efficace, d'abord sur le catarrhe, puis sur le système nerveux excité; c'est-à-dire sur la cause et l'effet. C'est ainsi que je m'explique sa manière d'agir dans cette affection, ordinairement si longue et si rebelle aux agents médicamenteux les plus énergiques.

L'eau balsamique est aussi très utile dans le catarrhe chronique des enfants. Comme on le sait, chez eux ces affections ne sont pas rares. Plus irritables, plus sensibles que les adultes aux impressions atmosphériques, surtout par suite de la manière dont on les élève aujourd'hui dans les villes; on voit à chaque instant survenir chez eux des bronchites, des rhumes. Pour peu que ces affections ne soient pas attaquées au début, ou que l'enfant soit d'une constitution molle ou lymphatique, la bronchite aiguë passe à l'état chronique. On entend alors des râles muqueux dans toute la poitrine; la vie de l'enfant, la plupart du temps, n'est heureusement pas en danger, à moins qu'il ne survienne, comme cela est assez fréquent, une affection inflammatoire intercurrente; mais il pâlit, il maigrit, il devient débile et mou; en un mot, il ne prospère pas, parce qu'il respire mal. Les mères s'effraient, le médecin est consulté: il prescrit un vomitif; le mal disparaît comme par enchantement; tous les râles cessent; on croit avoir triomphé, mais le lendemain, auscultez de nouveau le petit malade et vous trouverez les mêmes râles que la veille. Que fait-on? On a recours à de nouveaux vomitifs, au kermès, au soufre doré d'antimoine, aux infusions chaudes aromatiques qui, soit dit en passant, fatiguent beaucoup l'estomac, détruisent l'appétit, augmentent la maigreur et finissent par inspirer une telle répugnance que l'enfant se débat, s'agite et refuse de prendre les médicaments. Vous pourrez facilement vous affranchir de tous ces ennuis et de tous ces désagréments en suivant le plan de traitement que je vais indiquer plus bas.

L'action bien constatée de l'eau balsamique sur la sécrétion des membranes muqueuses, m'a engagé à l'essayer dans le croup, sans cesser pourtant de recourir en même temps aux traitements reconnus comme efficaces dans cette terrible affection des enfants. Comme il ne suffit pas d'expulser les membranes, mais bien d'empêcher leur reproduction, j'ai cru trouver dans l'eau balsamique un moyen d'arriver à ce résultat par la modification qu'elle imprime à la membrane muqueuse.

Voici maintenant la manière d'employer l'eau balsamique dans les différents cas dont je viens de parler, savoir:

I. *Catarrhe pulmonaire chronique chez les adultes.*

On commence par donner, matin et soir, un demi-verre, (environ 150 grammes), d'eau balsamique portant *cachet rouge*; on continuera cette dose pendant deux jours, afin d'essayer la susceptibilité du malade; car, pour continuer impunément et réussir, il faut, au début, que l'effet soit à peu près nul, que la stimulation et l'astriction soient à peine sensibles, de crainte de supprimer trop promptement une sécrétion pathologique devenue habituelle. Du 4e au 8e jour, on augmente la dose d'un verre, à prendre moitié à dix heures du matin et moitié à quatre heures de l'après-midi, de manière qu'il y ait toujours un intervalle d'environ deux heures avant et après le dîner. Cette dose doit être continuée tout le temps du traitement. Si, par hasard, durant ce traitement qui est toujours long, il survenait des accidents inflammatoires, une bronchite aiguë, une pneumonie, comme cela est assez fréquent chez les personnes affectées de catarrhe pulmonaire chronique, il va sans dire qu'il faudrait renoncer immédiatement à cette médication, pour recourir au traitement employé ordinairement dans ces maladies (la saignée, l'émétique à haute dose, etc., etc.). Mais l'orage apaisé, il faut reprendre sans crainte le traitement qu'on avait interrompu.

II. *Coqueluche et catarrhe pulmonaire chez les enfants.*

D'abord, faites vomir l'enfant, afin de débarrasser ses bronches d'une manière plus prompte, mais ne réitérez pas souvent le vomitif. Le lendemain commencez à administrer l'eau balsamique, cachet vert, que les enfants supportent parfaitement. On la donne aux doses suivantes: une cuillerée à bouche toutes les six heures aux enfants âgés de six mois à un an, et toutes les trois heures depuis l'âge d'un an à trois ans; aux enfants de trois ans à six ans on pourra donner depuis un quart de verre jusqu'à un demi-verre matin et soir. Enfin, aux enfants de six à quinze ans on prescrira un demi-verre à trois-quarts de verre, même un verre, matin et soir.

III. *Croup.*

L'on donne une cuillerée à bouche par heure à un enfant de six mois à un an, et une à deux cuillerées par heure aux enfants au-dessus d'un an. Dans ce traitement il faut employer l'eau balsamique portant cachet vert.

CHAPITRE III.

De l'Emploi de l'Eau balsamique dans la Phthisie pulmonaire.

Toutes les fois que les écrits périodiques ou quelque ouvrage nouveau annoncent la découverte d'un médicament pour la guérison de la phthisie pulmonaire, un sentiment de doute s'empare, malgré nous, de notre esprit, et nous nous donnons rarement la peine d'essayer la nouvelle découverte, bien persuadés que si ce médicament n'est pas nuisible, il sera au moins inutile. Je prie les praticiens qui jetteront un coup-d'œil sur cet opuscule de ne pas traiter avec dédain l'eau balsamique. Qu'ils fassent comme moi, qu'ils essaient, et qu'alors seulement ils portent un jugement.

D'autres, plus savants que moi, chercheront sans doute à expliquer l'action de l'eau balsamique dans la phthisie pulmonaire. Quant à moi, en présence des faits nombreux que j'ai constatés dans l'exercice de ma profession, ainsi que l'ont fait beaucoup d'autres médecins, je me borne à faire connaitre les résultats de mes observations.

Le tubercule est, comme me le disait mon ancien et savant maître le professeur Lobstein, un produit cacoplastique, déposé au sein de nos organes. La cellule, d'après les recherches récentes faites en Allemagne, paraît être son point d'origine, et le tissu cellulaire des différentes parties du corps son lieu d'élection. Quoique le tubercule soit, en apparence au moins, une matière inorganique, il se passe dans le tissu, au sein duquel il s'est développé, un travail organique qui a pour effet de le ramollir et de le liquéfier; les vaisseaux environnants se congestionnent, deviennent plus nombreux. C'est une espèce de fluxus sanguin, circonscrit, se rapprochant de l'inflammation qui se fait autour de lui. Par suite de ce travail, se forme une membrane fongueuse, molle, friable, que la moindre cause peut rompre. Sa déchirure livre passage à la matière tuberculeuse, liquéfiée et mêlée à du pus. De là les hémoptysies, premier symptôme du ramollissement. Le produit cacoplastique une fois rejeté, le phthisique devrait guérir et guérit en effet quelquefois; mais le plus souvent il n'en est pas ainsi, parce qu'il est rare que le travail pathologique que je viens de décrire ne se répète pas sur les tubercules environnants lorsqu'ils existent; d'où résultent d'abord toutes les petites cavités isolées qui, venant à se confondre, forment ces vastes cavernes qu'on rencontre chez les phthisiques. La caverne se tapisse d'une véritable membrame pyogénique, qui sécrète souvent un pus de mauvaise nature. Ainsi, l'abondance de la sécrétion épuise le malade, ses qualités délétères l'empoisonnent par résorption. C'est là tout le secret du mécanisme de la fièvre hectique qui tue le phthisique. Deux causes s'opposent à la cicatrisation de ces cavités : 1° la présence continuelle de l'air et le jeu du poumon; 2° l'état pathologique de la membrane qui sécrète le pus.

Si la médecine ne peut rien contre la première de ces causes, la nature paraît quelquefois lutter avec avantage pour en combattre les effets, notamment en convertissant la membrane pyogénique de la caverne en membrane demi-cartilagineuse.

Cependant il est à observer que plus la marche de la phthisie est lente, plus il y a de chances de curabilité. Les guérisons sont plus fréquentes chez les sujets d'un certain âge que chez les jeunes gens. La phthisie pulmonaire guérirait peut-être bien plus souvent, si la membrane demi-cartilagineuse avait le temps de se former; mais le malade meurt d'épuisement et de résorption purulente avant que cette nouvelle organisation, qui est en définitif le complément du travail de la tuberculisation, ait lieu. Il meurt d'autant plus vite, qu'il est jeune, fort et sanguin, parce que l'afflux du sang vers la partie malade, rend la sécrétion purulente plus active et que l'absorption est plus énergique à cet âge de la vie.

Il y a donc deux conditions principales à remplir dans ce cas : 1° empêcher l'afflux du sang et la sécrétion trop abondante de la membrane pyogénique; 2° enrayer l'absorption.

Si les astringents, tels que le sucre de Saturne, l'alun, les acides en général, pouvaient être employés des mois, des années sans fatiguer l'estomac ou sans amener une intoxication générale, peut-être aurait-il été inutile de chercher plus loin. En effet, ces médicaments ralentissent la circulation, diminuent les sécrétions, crispent les extrémités absorbantes. Aussi quelquefois ont-ils réussi; mais bien plus souvent ils ont manqué leur but, sans doute, parce qu'on ne pouvait en continuer l'usage.

L'eau balsamique a, comme je l'ai déjà dit, tous les avantages de ces substances, sans en partager les inconvénients. En étudiant son action dans le catarrhe pulmonaire, nous avons vu avec quelle rapidité elle modifiait l'état fongueux de la membrane muqueuse et supprimait la sécrétion du pus ou du mucus. Ce phénomène, comme l'expérience me l'a prouvé, n'est pas moins constant dans la phthisie pulmonaire que dans le catarrhe.

L'eau balsamique est donc un médicament qui arrête la formation du pus; elle convertit la membrane pyogénique en une membrane sécrétant un liquide gélatiniforme, jaune, grisâtre. Il est probable que les vaisseaux absorbants éprouvent aussi des changements dans cette transformation de la membrane qui tâpisse la caverne; mais quand même cela n'aurait pas lieu, le pus étant supprimé, l'absorption n'est plus à redouter. Cependant il faut se hâter de le dire, les choses ne se passent pas toujours d'une manière aussi favorable; plusieurs causes contre lesquelles il est impossible de lutter avec avantage s'opposent au succès. Si le poumon est farci de tubercules, l'évolution rapide; si la vomique est énorme, le sujet dévoré par la fièvre hectique, parvenue à son dernier degré; s'il s'est formé des ulcérations profondes dans les intestins, il n'y a rien à espérer: tout ce qu'on peut obtenir, et j'en ai de nombreuses preuves, c'est de prolonger la vie des malades.

Peut-on, par l'emploi de l'eau balsamique, arrêter la phthisie au premier et au second degré? Pour répondre à cette question, il faut bien préciser le genre de lésions anatomo-pathologiques, qui se rattache aux diverses phases de la phthisie. Le premier degré, selon moi, commence au moment où le tissu cellulaire qui enveloppe le tubercule ramolli s'est converti en une espèce de membrane qui se déchire ou s'use pour laisser passer la matière cacoplastique dans les bronches. Le second degré est celui où cette membrane change de nature pour devenir pyogénique.

L'eau balsamique, avant que ces lésions n'aient lieu, ne serait probablement d'aucune utilité, car je pense que c'est à une autre série de moyens qu'il faut recourir, moyens surtout puisés dans l'hygiène. Lorsque le ramollissement tuberculeux commence, rien au monde ne peut arrêter sa marche, comme l'a dit Lænnec lui-même. Mais voyons ce que la médecine peut faire à cette période pour rendre le mal moins grave et faire arriver la maladie à une issue heureuse. Les deux symptômes les plus tranchés au premier degré sont la fièvre et l'hémorrhagie.

On cherche d'abord le plus souvent, par la saignée, la digitale et les acides à abattre les forces d'un malade chez lequel l'excitation ne doit être que de courte durée et que certes on n'aurait pas cherché à déprimer sans ces accidents intercurrents. A l'excitation, combattue de cette manière, succèdent la faiblesse, la prostration, la pauvreté du sang, qui devient plus liquide, moins riche, plus propre à s'échapper des capillaires. Saigne-t-on ordinairement un sujet lymphatique, lui donne-t-on de la digitale, etc.? Pour un succès de quelques heures, on cause quelquefois un mal irrémédiable; car le travail de la tuberculisation n'en continue pas moins sa marche invariable; et si la membrane qui tapisse le tubercule ne fournit plus de sang, elle ne tarde pas à fournir du pus. Or, les recherches physiologiques ont constaté de la manière la plus évidente que l'absorption est d'autant plus active qu'elle s'exerce sur un sujet plus affaibli, où sur un corps plus dépourvu de sang.

En observant minutieusement ce qui se passe dans le poumon et dans l'organisme, ne pourrait-on pas, par d'autres moyens, agir d'une manière plus rationnelle et plus favorable aux malades? Il est certain qu'il y a un moment d'excitation à passer; mais on ferait mieux peut-être, s'il n'y a pas une indication pressante, bien tranchée à remplir, de rester, pour ainsi dire, spectateur impassible, en cherchant à calmer, à modérer l'accident par les astringents, les styptiques, les moyens révulsifs, etc. L'eau balsamique (cachet rouge), par ses propriétés astrictives, rend dans ces cas de grands services; peu après qu'on l'a administrée, elle produit une légère excitation; ce phénomène n'est pas aussi défavorable qu'on pourrait le penser de prime abord. Pendant l'accès, souvent les extrémités sont froides, le sang se retire de la périphérie vers le centre; une excitation modérée ne serait-elle pas un moyen de rétablir l'équilibre ? D'ailleurs l'hémorrhagie est-elle toujours active, n'est-elle pas plus souvent l'effet d'une congestion passive? Mais la véritable manière d'agir de l'eau balsamique, c'est d'exercer sa propriété styptique sur les vaisseaux capillaires entr'ouverts et sur la membrane fongueuse qui laisse suinter le sang. Son action est analogue à celle de l'élixir de Haller, de l'alun, du sucre de Saturne; mais elle est plus énergique, parce qu'on peut donner des doses d'eau balsamique comparativement plus fortes; elle est plus durable, parce qu'elle peut être employée indéfiniment. C'est sans doute ce qui fait dire à M. le docteur Smith, qu'avec des substances de ce genre, il combat la diathèse hémorrhagique.

J'ai observé plusieurs fois que l'eau balsamique a supprimé l'expectoration chez les malades qui, quelques mois auparavant, avaient eu des hémoptysies, et chez lesquels on avait pu reconnaitre à l'auscultation le râle cavernuleux, ou pour être plus explicite, de petites vomiques. Pour moi, voici l'explication de ces faits. L'eau balsamique, par ses propriétés styptiques, non seulement modifie l'état pathologique de la membrane fongueuse, mais encore elle transforme en membrane demi-cartilagineuse la membrane pyogénique, qui commençait à s'organiser et à fournir du pus. La cavernule, débarrassée de la matière cacoplastique et tapissée par une membrane, dont la nature n'est plus ulcéreuse, peut, vu son peu d'étendue, marcher assez rapidement vers la cicatrisation; si de nouveaux tubercules ne viennent à se ramollir, la guérison peut être définitive et durable. C'est à cette période de la maladie que le traitement peut devenir difficile à diriger. Qu'il me soit permis d'exposer, en peu de mots, mes idées sur ce sujet important. Ordinairement cette phase de la maladie est caractérisée par de la fièvre, et comme elle a souvent une apparence de périodicité, quelques médecins donnent le sulfate de quinine. Cette manière d'agir est funeste, dès qu'on la continue pendant plusieurs jours; elle irrite l'estomac, détruit l'appétit et déprime les forces. J'en dirai autant de la digitale, du nitre, de l'iode et même du sucre de Saturne; ce sont des moyens hyposténisants, employés chez des scrofuleux. Je dirai plus, je ne crois même le petit lait utile qu'à la condition qu'il provienne de chèvres qui ont brouté des herbes très aromatiques, ou de jeunes pousses d'arbustes, qui contiennent un astringent; ce petit lait a la plus grande analogie avec l'eau balsamique. Alors seulement il ne fatigue pas les organes digestifs, et ne donne pas la diarrhée, qui est quelquefois si fatale qu'un phthisique, chez lequel ce symptôme se manifeste, échappe rarement à la mort. Je cherche donc autant que possible à nourrir les phthisiques, sans trop les exciter. Si je leur prescris le petit lait ou l'huile de foie de morue, je le fais avec précaution, en me hâtant d'y renoncer dès que ces médicaments ne sont plus très bien supportés. Comme je l'ai déjà dit, l'eau balsamique, qui forme la base de mon traitement m'aide merveilleusement à en faire tolérer longtemps l'usage.

Ainsi tout mon traitement se réduit: 1° à éviter au début, autant qu'il est possible, de déprimer par les émissions sanguines ou par les moyens hyposténisants, les forces du malade; 2° à chercher au moyen de l'eau balsamique, à supprimer promptement l'état fongueux de la membrane, qui s'est formée autour du tubercule et à empêcher cette membrane de suppurer; 3° à calmer l'irritation, par les moyens connus, lorsque la toux est fatigante.

La dose d'eau balsamique (cachet rouge) qui se donne aux malades de quinze à soixante ans, est faible au commencement, un demi verre matin et soir. Du troisième au sixième jour, je l'augmente graduellement jusqu'à un verre matin et soir. Je continue cette dose pendant huit jours et si au bout de ce temps l'expectoration puriforme ne diminue pas, je fais encore prendre au malade un demi verre deux heures avant le dîner et un autre demi verre trois heures après, à la condition toutefois de diminuer les doses lorsque l'expectoration devient moins abondante. Cependant pour les personnes délicates, les femmes surtout, les doses qui viennent d'être indiquées doivent être réduites de moitié ou d'un tiers. En outre il faut faire attention principalement à ce que l'expectoration ne soit pas supprimée trop promptement, car une dessication rapide des vomiques irrite la poitrine, surtout pendant la saison froide. Il faut questionner souvent le malade pour savoir s'il est oppressé, si la muqueuse n'est pas desséchée: si ce phénomène a lieu, on se hâtera de ramener la liquidité de l'expectoration par le sel ammoniaque à la dose d'un à deux grammes par jour, ou par quelqu'autre médicament analogue; on suspendra immédiatement l'emploi de l'eau balsamique, sauf à le reprendre lorsque l'expectoration aura été liquéfiée.

Pendant tout le temps du traitement par l'eau balsamique, il faut faire suivre au malade un régime fortifiant, et donner chaque jour, pour empêcher les tubercules de se former, une ou deux cuillerées d'huile de foie de morue immédiatement avant le repas. Pour les personnes qui ne peuvent supporter cette huile, on la remplacera par un autre corps gras.

Il me reste quelques mots à dire du traitement de la phthisie pulmonaire chez les enfants.

L'eau balsamique (cachet vert) agit d'une manière plus prompte et plus efficace que chez les adultes. Aux enfants de trois à six ans, je prescris une cuillerée à bouche toutes les deux ou trois heures par jour; ceux de six à quinze ans prendront d'un demi-verre jusqu'à trois quarts de verre matin et soir; la dose pour les enfants au-dessous de trois ans est d'une cuillerée toutes les huit heures, et même toutes les quatre ou cinq heures. Dans ce mode de traitement des enfants, on leur fera suivre un régime fortifiant, et on leur donnera une cuillerée d'huile de foie de morue par jour avant le repas. En suivant les traitements que je viens d'indiquer, il est rare qu'on n'obtienne pas un bon résultat.

CHAPITRE IV.

De l'Emploi de l'Eau balsamique dans les Hémorrhagies et dans quelques affections cachectiques.

Si l'eau balsamique resserre les cryptes ou les membranes qui sécrètent le mucus, pourquoi ne resserrerait-elle pas les extrémités des vaisseaux sanguins? Partant de ce point de vue, j'ai commencé à l'appliquer aux hémorrhagies, choisissant de préférence celles qui ne me paraissaient être ni actives ni entretenues par une turgescence vitale ou un état inflammatoire. J'évitai aussi de l'employer dans les lésions organiques bien constatées, où l'hémorrhagie se fait par une véritable ouverture des vaisseaux.

Les cas dans lesquels on réussit sont, pour l'estomac et pour les intestins, ceux où l'hémorrhagie tient à une stase sanguine, occasionnée par une lésion du cœur qui gêne la circulation, ou par une oblitération causée par des caillots formés dans quelques parties des veines qui pénètrent dans le foie ou qui en sortent pour se rendre dans le cœur (veine-porte, veines hépatiques simples, etc.). L'eau balsamique exerce encore ici sa double action : stimulation pour activer le système sanguin, astriction de la membrane muqueuse pour arrêter la transsudation du sang.

Ce que je dis ici pour la membrane muqueuse gastro-intestinale, est bien plus applicable encore à la membrane muqueuse génito-urinaire. On connait l'influence spéciale que certains baumes exercent sur ces organes; aussi réussit-on très bien avec l'eau balsamique (cachet vert) à arrêter l'hématurie et les hémorrhagies utérines.

Dans l'hématurie, on doit en donner un demi-verre toutes les trois heures, quand il n'y a pas trop d'irritation, et ne pas l'employer quand l'inflammation est trop prononcée. Dans les hémorrhagies utérines, on peut donner, dans les cas graves, un verre toutes les deux heures, et dans les cas ordinaires, jusqu'à trois verres par jour.

Les hématuries qui sont dues à un état de congestion passive des vaisseaux, à une atonie de la membrane muqueuse ou à un état fongueux de la vessie, suite assez fréquente du catharre de cet organe, sont dans beaucoup de cas promptement arrêtées par l'emploi de l'eau balsamique. Je sais bien qu'on a prétendu que la térébenthine et le copahu pouvaient déterminer l'hématurie : cela peut être; mais cet accident dépend de l'abus qu'on a fait de ce médicament, dont l'activité ne permet pas toujours de graduer l'action. Avec l'eau balsamique, on n'a pas à craindre cet inconvénient, à moins de l'employer d'une manière inconsidérée.

La matrice, que l'anatomie démontre être un des organes les moins riches en vaisseaux sanguins, acquiert au moment de la menstruation, de la gestation, de l'accouchement, ou dans certaines conditions pathologiques, une vascularité vraiment désespérante pour le praticien. Témoins ces menstrues abondantes qui épuisent la jeune fille, ces fausses couches accompagnées d'hémorrhagies incoercibles, ces grossesses et ces accouchements où les pertes de sang sont tellement abondantes, qu'elles menacent l'existence ; ces lésions si variées de l'utérus, dans lesquelles le caractère le plus tranché est l'hémorrhagie; enfin, ces morts presque subites où le sang s'échappe avec la vie. C'est donc pour les pertes de sang de cet organe que le médecin est le plus souvent consulté. Chez les jeunes filles chlorotiques, les règles trop abondantes tiennent le plus souvent à un défaut de plasticité, de richesse du sang qui transsude trop facilement à travers la membrane muqueuse relâchée. Reconstituer les éléments du sang, chercher à resserrer la muqueuse de l'utérus, telle est la base de tout bon traitement. Le premier effet s'obtient par les ferrugineux, il est souvent même suffisant pour enrayer le mal; le second par les astringents; mais la plupart d'entre eux sont nuisibles dans la chlorose, surtout lorsqu'on les continue longtemps. L'eau balsamique (cachet vert), pas ses propriétés stimulantes et astringentes à la fois, par son action spéciale, pour ainsi dire, sur les organes génito-urinaires, mérite toute l'attention du médecin ; son usage continué pendant l'époque menstruelle diminue l'écoulement. La dose à employer est au moins de deux verres par jour, si l'estomac n'est pas irrité. Elle facilite alors la digestion et excite l'appétit. Mais je crois ici devoir rendre le médecin attentif à une chose : il faut généralement éviter, à moins d'indications spéciales, de donner l'eau balsamique à l'approche de la période menstruelle, car elle est capable de l'enrayer, et même de la supprimer. Je citerai à cette occasion un fait qui m'a été rapporté par M. le professeur Hirtz, de Strasbourg, qui prouve l'influence de l'eau balsamique sur la menstruation. Voici l'observation, telle qu'il me l'a transmise :

« Madame E..., âgée de trente-deux ans, d'une très belle constitution, d'un embonpoint prononcé, était accouchée sans aucun incident remarquable. Deux ans après, nouvelle grossesse, suivie au bout de trois mois d'un avortement avec perte de sang abondante, qui dura deux mois et fut très difficile à arrêter. A partir de cette époque, les règles, venant toutes les cinq semaines, s'arrêtaient chaque fois très difficilement, et ne laissaient souvent que quelques jours d'intervalle entre deux époques ; d'autres fois elles disparaissaient pendant deux mois pour revenir avec plus d'impétuosité et d'opiniâtreté que jamais. Un examen souvent répété des parties génitales, tant par le toucher que par le spéculum, ne m'avait jamais révélé le moindre dérangement organique; tout au plus avais-je pu reconnaitre un peu de relâchement du col utérin. J'employai tour à tour les moyens les plus variés : les astringents externes et internes, les fomentations froides, le tamponnement, les injections, la cautérisation du col utérin, l'application par le tampon de poudres et de teintures astringentes, de colophane,

» de tannin, d'alun; à l'intérieur, le seigle ergoté, les acides » minéraux, l'ipécacuanha, la saignée répétée. Quelquefois ces » moyens agissaient temporairement, d'autres fois ils restaient » complètement inutiles, et plusieurs fois l'hémorrhagie ne ces» sait que quand la malade, épuisée de sang, pâle et sans pouls, » était dans une demi-syncope permanente. Plusieurs praticiens » virent la malade, entre autres M. le professeur Stoltz; mais son » état ne s'était pas amélioré. Depuis six semaines, les règles » s'étaient converties en une hémorrhagie permanente; le sang » partait tantôt par jets, tantôt en caillots; il traversait les tam» pons trempés dans une forte solution de tannin; il résistait et à » l'emploi des poudres d'ergot et à celui des acides minéraux. » Dans cet état grave, j'eus l'idée d'administrer l'eau balsa» mique; la malade prit trois verres par jour (cachet vert), et » dès le même jour le sang s'arrêta. J'en fis continuer l'usage » encore durant trois jours, au bout desquels la malade put se » lever, quoique très faible encore. Deux mois après, les règles » revinrent, et par précaution, la malade prit d'elle-même quel» ques verres de cette eau : tout se passa naturellement. Environ » trois mois après, madame E... fit un voyage à Paris; pendant » son séjour, elle eut ses règles qui cessèrent au bout de dix » jours. Plus tard, il y eut en mon absence une nouvelle ten» dance à l'hémorrhagie; déjà quelques caillots de sang, signes » précurseurs, commençant à paraître, elle prit sur elle de faire » chercher de l'eau balsamique, qui eut encore pour effet d'ar» rêter le sang. Depuis elle s'est très bien portée. »

Sous l'influence d'excitations de différente nature que je me dispenserai d'examiner ici, la membrane interne de la matrice se congestionne, se boursouffle et finit par devenir fongueuse. Alors par les causes les plus légères surviennent de petites hémorrhagies entre le temps des époques. Plus souvent encore la période menstruelle est beaucoup plus longue et plus abondante qu'elle ne devrait l'être; la femme maigrit, devient pâle et faible; le toucher, l'examen au spéculum ne révélant aucune lésion appréciable, on a recours au traitement interne (astringents, seigle ergoté, injections, etc.). Comme ces moyens échouent souvent, on a proposé les injections dans le col de la matrice, ou la cautérisation de la membrane de l'utérus avec le nitrate d'argent. Ces deux derniers moyens peuvent être très efficaces; mais ils sont extrêmement dangereux, et peuvent devenir mortels, tandis qu'on n'a pas à craindre ces inconvénients avec l'eau balsamique administrée de la manière que j'ai indiquée plus haut.

L'eau balsamique peut être fort utile pour arrêter les pertes de sang qui surviennent pendant la grossesse, et peut devenir ainsi un moyen précieux pour empêcher l'avortement, parce qu'elle n'a aucune action sur les fibres de l'utérus.

Dans l'avortement naturel ou provoqué, la première indication à remplir, après l'expulsion du produit, est de faire cesser l'hémorrhagie, qui tient tantôt à ce que la matrice n'est pas entièrement débarrassée, tantôt à ce que les vaisseaux utérins sont restés béants. Dans l'un et l'autre cas, c'est au seigle ergoté, aux applications froides, aux injections, à la titillation de l'utérus, à la compression de l'aorte descendante qu'on a ordinairement recours. Souvent, par ces moyens bien combinés, bien appliqués, l'hémorrhagie s'arrête; cependant quelquefois elle continue de manière à devenir très inquiétante, non par son abondance, mais par sa durée. C'est dans des cas de ce genre, qui paraissent provenir de ce que la muqueuse de la matrice prend un caractère fongueux, que l'eau balsamique est réellement utile; mais elle doit être donnée à haute dose et continuée pendant un certain temps.

Ayant reconnu les avantages qu'on peut retirer de l'eau balsamique dans certaines cachexies où l'appauvrissement du sang était bien constaté, il me vint à l'idée de l'essayer dans la syphilis tertiaire, non que j'aie un instant pensé que l'eau balsamique puisse jamais remplacer le mercure; mais nous savons tous qu'il est des cas, malheureusement assez nombreux, où le mercure non seulement est inutile, mais où il devient même nuisible, en achevant de détériorer et d'anéantir des constitutions débiles. Quelques malades, atteints de syphilis invétérées, que les traitements mercuriels n'avaient pas guéris, étant venus me consulter, par l'emploi de l'eau balsamique j'en ai guéri plusieurs, et j'ai considérablement amélioré l'état de ceux qui n'ont pas obtenu une complète guérison. Quelques-uns avaient pourtant des excroissances aux parties génitales et des taches syphilitiques. J'ai, dans ces différents cas, pu observer que l'eau balsamique est un excellent modificateur des ulcères syphilitiques.

D'après ce que je viens de dire, il me semble que, dans certains cas, on peut employer avec avantage l'eau balsamique (cachet vert) pour combattre la blennorrhagie chronique et les pertes séminales involontaires.

Les bons effets que l'eau balsamique produit dans la phthisie pulmonaire ne peuvent-ils pas faire croire qu'elle sera avantageuse dans le traitement des scrofules, surtout en facilitant la digestion de l'huile de foie de morue, qu'on prend ordinairement longtemps?

Les résultats que j'avais obtenus de l'emploi de l'eau balsamique (cachet vert), pour diminuer les supersécrétions des membranes muqueuses, m'inspira l'idée de voir si le même effet ne pourrait pas être obtenu sur la sécrétion exagérée des membranes séreuses, c'est-à-dire dans les hydropisies et dans quelques cas très graves; mes essais ont été couronnés d'un plein succès. Cependant je n'essaierai pas aujourd'hui d'expliquer l'action de ce nouvel agent pharmaceutique. Est-ce au principe astringent? est-ce au principe stimulant et tonique que cette eau renferme que sont dues les guérisons que j'ai obtenues? Je l'ignore. Je me contenterai de dire que j'ai administré l'eau balsamique (cachet vert) à la dose d'une cuillerée à bouche toutes les deux heures pour un malade très affaibli; d'autres fois j'en ai fait prendre un demi-litre par jour.

Nous avons si peu de fièvres typhoïdes dans nos contrées, que nous pourrions presque en nier l'existence ; aussi n'ai-je pas eu souvent l'occasion d'appliquer l'eau balsamique dans les cas d'hémorrhagie provenant de cette terrible affection, mais je n'ai pas hésité, guidé par l'analogie, à l'employer dans des cas de ce genre. Obtenir le resserrement des muqueuses qui laissent suinter le sang appauvri, donner un certain degré de stimulation momentanée à toute l'économie, n'est-ce pas le plus efficace de tous les traitements qu'on a proposés contre cet accident si redoutable. Quelle préparation ou quel médicament peut mieux remplir que l'eau balsamique cette indication? Dans les hémorrhagies intestinales causées par la fièvre typhoïde, je prescris un demi-verre d'eau balsamique (cachet vert) toutes les demi-heures, et d'heure en heure un lavement de cette eau. Par ce traitement, j'ai toujours arrêté l'hémorrhagie en moins de six heures. Ce résultat obtenu, je ne donnai plus l'eau balsamique que par cuillerée à bouche d'heure en heure. Après quelques jours j'avais le plaisir de voir le plus souvent mes malades entrer en convalescence.

Ce n'est là sans doute qu'un faible aperçu de ce qu'on peut obtenir dans les maladies de ce genre par l'emploi de l'eau balsamique ; le médecin qui lira ces lignes saura en profiter suivant les indications à remplir, et, je n'en doute pas, la voie que je ne fais que tracer ici sera exploitée utilement dans la pratique médicale. On préfèrera l'eau balsamique à une foule d'autres substances dont l'action est douteuse ou l'application difficile.

CHAPITRE V.

De l'Emploi de l'Eau balsamique contre la Leucorrhée.

La leucorrhée, écoulement blanc des femmes, est une des maladies les plus fréquentes dans les grandes villes et dans certaines localités basses et humides ; on la rencontre rarement dans notre vallée, où l'on jouit de l'air le plus pur. Je n'ai guère pu l'observer que chez des personnes que la réputation bien méritée de nos eaux gazeuses et alcalines dans ce genre d'affections amenaient à Soultzmatt.

La leucorrhée est un produit morbide de la membrane muqueuse des parties génitales; mais elle n'a pas toujours le même siége, la même nature et la même cause. Je n'effleurerai ces différentes questions importantes que sous le point de vue qui m'occupe, c'est-à-dire les cas où l'on peut recourir à l'eau balsamique.

L'anatomie pathologique démontre que la membrane muqueuse, chez les personnes qui sont affectées depuis un temps plus ou moins long de leucorrhée, est boursoufflée, tuméfiée et d'un rouge insolite. Cette rougeur est souvent générale ; d'autres fois elle est constituée par des taches tantôt discrètes, tantôt confluentes; il peut exister quelques points gangréneux, des ulcères, des granulations et un état variqueux; les follicules muqueux sont très développés. Ces états morbides sont plus communs sur le vagin et le col de la matrice que dans cet organe, qui les présente plus souvent que les trompes. A moins que l'inflammation ne soit très violente, la maladie ne s'étend pas dans l'urètre.

On rencontre quelquefois la membrane muqueuse en général pâle, infiltrée, et offrant quelques indurations; il n'est pas rare d'observer un engorgement, soit du col, soit du corps de la matrice. Cet état pathologique peut exister en même temps sur l'une et sur l'autre de ces deux parties de l'organe (Lisfranc). Les symptômes sont un écoulement plus ou moins abondant, transparent, léger, ressemblant à du blanc d'œuf et à du lait; il peut être jaunâtre, roux et noirâtre; quelquefois le liquide est séreux, caséeux, on dirait de l'albumine soumise à la coction; la membrane muqueuse sécrète une matière tantôt purulente, tantôt crémeuse, floconneuse.

Les pertes blanches sont inodores ou fétides, surtout lorsque l'écoulement est dartreux ou syphilitique; quand l'inflammation est forte, il devient très irritant, il rougit, il excorie la face interne des cuisses, et il peut produire cet effet toutes les fois qu'il est très abondant. La quantité varie singulièrement; elle peut être quelquefois prodigieuse.

Je n'ai pas à m'occuper de l'état aigu de la leucorrhée, car le traitement par l'eau balsamique ne peut lui convenir; dans ce cas, les pertes blanches sont la terminaison d'un état inflammatoire. Supprimer brusquement ce travail de la nature, ce serait s'exposer à faire beaucoup de mal.

L'état chronique succède le plus souvent à l'état aigu, ou bien il a éclaté, pour ainsi dire, d'emblée. Au bout d'un certain temps, il exerce une fâcheuse influence sur l'économie. Les malades éprouvent de la pesanteur dans le bassin, surtout dans la région sacrée au-dessus ou au-dessous du pubis. Une grande fatigue pour l'exercice le plus léger, un air de tristesse et d'abattement se peint sur la physionomie, les yeux sont cernés, souvent des douleurs névralgiques de la face, et surtout de l'estomac, se font sentir; les idées deviennent noires, il y a des syncopes, des accès d'hystérie; les jeunes filles deviennent chlorotiques, les femmes mariées dépérissent, et quelquefois deviennent stériles. Que le mal fasse encore des progrès, la muqueuse peut se désorganiser et engendrer des maladies qui, pour peu qu'il y ait une disposition héréditaire, sont au-dessus des ressources de l'art.

L'engorgement du col de la matrice et du tissu même de l'utérus est souvent l'origine des pertes blanches, mais peut-être les pertes blanches déterminent aussi souvent l'engorgement; c'est au médecin à bien distinguer la cause de l'effet, pour ne pas les confondre, surtout lorsqu'il s'agira de chercher à supprimer l'écoulement. Quand on voudra donc combattre une leucorrhée, il faudra bien s'assurer de l'état de la matrice; si elle est engorgée, congestionnée, ou qu'il existe un état inflammatoire, il faudra recourir au traitement que Lisfranc indique de main de maître : ce n'est qu'après avoir fait cesser cette complication qu'on pourra, sans crainte de nuire, tarir l'écoulement. Si, au contraire, un principe syphilitique ou dartreux infecte l'économie, le praticien en jugera, pour ne pas tenter inutilement un traitement qui ne saurait être efficace.

Il est des leucorrhées qu'il faut bien se garder de détruire; ce sont de véritables exutoires dont la suppression peut amener des répercussions fâcheuses : telles sont les leucorrhées chez quelques phthisiques. En un mot, il faudra toujours, avant de se mettre à l'œuvre, bien interroger la malade, pour savoir si, lors de l'apparition de l'écoulement, elle n'a pas vu cesser une série de phénomènes morbides, tels que rhumatismes, gouttes, douleurs vagues, céphalalgies, dartres, hémorrhoïdes, lactation brusquement interrompue sans avoir pris les précautions nécessaires pour supprimer le lait, diarrhée chronique, etc., etc. Je ne dis pas qu'on ne puisse combattre ces écoulements, mais on ne devra le faire qu'après avoir cherché à détruire la cause à laquelle on peut raisonnablement attribuer leur origine.

Il n'entre pas dans mon sujet d'envisager toutes ces questions en détail, mais j'ai dû les signaler pour ne pas exposer à des revers et à des déceptions ceux qui auront recours à l'eau balsamique dans le traitement de la leucorrhée. Comme je l'ai déjà dit, et ne puis assez le répéter, qu'on se guide dans ce traitement d'après les indications que pose Lisfranc; il dit dans sa clinique :

« Les médicaments toniques qu'on emploie ordinairement sont
» les amers, les infusions aromatiques, les baumes de copahu,
» de sola, du Pérou, la térébenthine, la gomme ammoniaque,
» l'infusion des bourgeons de sapins du Nord, le poivre cubèbe,
» et l'extrait de ratanhia, etc. »

Je me suis déjà prononcé à plusieurs reprises sur l'efficacité de ces médicaments, qui n'est pas douteuse; mais j'ai fait aussi ressortir les difficultés qu'on éprouve dans la pratique à trouver des sujets qui puissent les supporter. Ici on a à traiter des femmes souvent difficiles comme des enfants, qui ont une grande aversion pour tout ce qui a un goût ou une odeur désagréable; on veut être guéri, et même on est très pressé de l'être, mais on pose ses conditions ; on veut des médicaments faciles à prendre, qui ne fatiguent pas l'estomac et qui ne dérangent pas la manière habituelle de vivre : c'est au médecin à remplir ces conditions, ou à plier bagage avec tout son arsenal de médicaments, en avouant son impuissance. Je ne sais si je me trompe, mais je crois, moi qui, dans nos campagnes, touche plus souvent la main calleuse de nos paysans que les doigts veloutés d'une jolie femme, que, grâce à ma découverte, je rendrai plus d'une fois service aux médecins que le sort ou la renommée appelle dans les salons des grands et des riches.

Lorsqu'on prescrira l'eau balsamique dans la leucorrhée, il

faudra choisir le cachet vert; les doses devront varier suivant la constitution du sujet; le traitement pourra être continué pendant un temps assez long. Généralement, lorsqu'il y a engorgement de la matrice ou un état sub-inflammatoire, il faut donner l'eau balsamique avec prudence, un demi-verre matin et soir, tout en continuant le traitement qui a été mis en usage pour combattre les complications; car elle ne contrarie en rien l'emploi d'autres médicaments, elle n'en décompose aucun. Lorsque la leucorrhée est devenue franche, il faut donner l'eau balsamique à des doses plus élevées, deux à trois verres par jour; son action ne tardera pas alors à se manifester par la diminution de l'écoulement.

Il est inutile de dire qu'il faudra en continuer longtemps l'usage pour ne pas avoir de récidives à craindre; car cette maladie est souvent extrêmement rebelle; le grand nombre de moyens qui ont été conseillés pour la combattre en est la meilleure preuve. Le traitement interne ne contre-indique pas de chercher à agir directement sur les organes malades; au contraire, lorsque l'irritation a cédé, on retire même beaucoup d'avantages des injections, qui dans le principe doivent être émollientes; mais quand il ne s'agit plus que d'un état de relâchement, ce sont les substances astringentes et toniques qui rendent le plus de service; on pourra les choisir dans une assez grande série de médicaments, mais aucun ne remplira mieux ces deux indications, resserrer, tonifier, que l'eau balsamique (cachet vert) prise en injections; si cependant elle était trop irritante, on pourrait prendre le cachet rouge. Les injections devront être faites à froid, deux ou trois fois par jour.

Il n'est peut-être pas inutile d'ajouter que ce traitement ne réussira bien qu'en plaçant la malade dans certaines conditions favorables : l'une des plus importantes est de faire cesser les causes qui ont amené le mal. Le régime, le plus souvent, doit être fortifiant; mais il faut absolument, comme la plupart des médecins le conseillent, que les malades renoncent à l'usage du café au lait, du thé et de la bière. On doit surtout recommander le séjour des lieux bien aérés, exempts d'humidité et de brouillards.

CHAPITRE VI.

De l'Emploi de l'Eau balsamique dans certaines affections intestinales et surtout dans la Diarrhée.

Si la diarrhée était une affection tenant toujours à la même cause, il serait bien facile de poser les bases d'un traitement rationnel, mais il faut avouer que son étiologie est souvent fort obscure. Le peu d'étendue de cet opuscule ne me permet pas d'entrer dans de longs détails à cet égard; je vais seulement chercher à bien établir les indications des cas dans lesquels je crois utile de recourir à l'emploi de l'eau balsamique.

Dans le premier âge de la vie, sous l'influence d'une mauvaise lactation ou d'une nourriture peu convenable pour l'enfant qui vient de naître, et à l'époque de la dentition, il se développe des diarrhées qui, au bout d'un temps plus ou moins long, deviennent funestes. L'anatomie pathologique démontre rarement un état inflammatoire prononcé, il y a plutôt atonie, relâchement, ramollissement, épaississement de la membrane muqueuse. La membrane, ainsi altérée, sécrète tantôt un produit solide, qui n'est qu'une sorte de champignon microscopique, comme l'ont démontré de récentes découvertes, ce qui amène les diarrhées; tantôt des gaz qui donnent lieu au balonnement du ventre; il n'est pas rare de trouver ces trois sécrétions réunies.

On reconnait cet état aux symptômes suivants : l'enfant perd sa gaité ; il est abattu ; son appétit fléchit ; il pleure souvent et pousse des cris qui annoncent la souffrance ; il retire ses jambes vers le tronc ; il dort mal ; la douleur intestinale le réveille ; la face est pâle, le front un peu ridé, la bouche chaude ; s'il y a du muguet, elle est quelquefois sensible. La langue est parsemée de papilles rougeâtres, l'abdomen est rarement douloureux, mais légèrement ballonné; presque toujours les fesses sont érythémateuses ; les digestions se font ordinairement mal, assez souvent il y a des vomissements ; les selles sont nombreuses, verdâtres, liquides, renfermant des grumeaux, au milieu desquels on peut reconnaitre les aliments dont l'enfant a été nourri. On conçoit qu'un enfant placé dans ces conditions dépérisse ; il prend des aliments, mais ils passent avec trop de rapidité par le canal intestinal pour pouvoir être assimilés.

Il ne faut sans doute jamais arrêter d'une manière brusque la diarrhée des enfants pendant la dentition ; mais on doit chercher prudemment à la modérer, dès qu'on s'aperçoit qu'elle amène de l'affaiblissement. Il n'en est pas de même chez les enfants à la mamelle, ou chez ceux qu'on allaite artificiellement ; chez eux la diarrhée est toujours un symptôme fâcheux ; la première condition sera d'éloigner la cause présumable qui l'a fait naître. Souvent un peu de manne suffit ; mais le médecin peut être appelé à intervenir, et si le mal continue, il y a trois indications à remplir : diminuer la sécrétion, rendre du ton au canal intestinal, calmer l'irritabilité. L'eau balsamique (cachet vert) associée à de petites doses d'opium, est une médication qui m'a presque toujours réussi. Ses propriétés astringentes tarissent la sécrétion et resserrent la membrane muqueuse qui est comme boursoufflée et souvent ramollie; elle rend, par la stimulation qu'elle produit, de la vitalité à une membrane qui, par atonie, laisse échapper les liquides ; l'opium qu'on y ajoute calme le mouvement péristaltique.

Dans les maladies des enfants, comme je l'ai déjà dit, je préfère le cachet vert. Je leur prescris la préparation suivante :

Eau balsamique......... 100 grammes.
Laud. liq. Syd.......... Une goutte.

S. une cuillerée à café toutes les deux heures.

Cette potion doit être continuée pendant plusieurs jours; on fera bien, en général, de donner en même temps des lavements d'amidon. Bientôt la diarrhée cesse; ce qui ne me fait pas renoncer immédiatement à l'emploi de l'eau balsamique, dont les propriétés stimulantes activent l'appétit et donnent des forces à l'enfant. Seulement j'ai soin de supprimer le laudanum. Il va sans dire que, pour peu qu'on ait constaté un état inflammatoire, il faudra bien se garder d'employer le traitement que je viens d'indiquer.

La diarrhée chez les adultes est une affection fréquente; tant qu'elle est aiguë ou liée à un génie épidémique, à un état saburral, ou à un état inflammatoire, il serait imprudent de chercher à la supprimer par l'eau balsamique; dans ces circonstances, il y a des indications spéciales à remplir, bien connues de tous les praticiens.

Lorsque toutes ces causes ont cessé, soit par les efforts de la nature, soit par l'action des médicaments, il peut arriver que la diarrhée persiste et devienne chronique. Elle est alors entretenue le plus souvent : ou par l'inflammation qui a succédé à l'irritation, ou par l'atonie consécutive à l'irritation, ou par l'ulcération. (Troisième degré de l'inflammation générale ou partielle de l'intestin).

Si l'inflammation est la cause de la diarrhée, il faudra la combattre par les antiphlogistiques, les émollients, les préparations mercurielles. Après le traitement il arrivera de deux choses l'une : ou l'inflammation et la diarrhée disparaîtront simultanément, ou l'inflammation ayant cessé, la diarrhée persistera; la maladie devra alors être rangée dans la seconde catégorie que j'ai établie : atonie amenant la supersécrétion de la membrane muqueuse. C'est pour modifier cet état que les médecins ont recours aux moyens les plus variés. Cependant, en cherchant à les classer d'après leur mode d'action présumable, on peut les ranger dans trois catégories. Ils resserrent, ils stimulent, ils calment. L'eau balsamique remplit les deux premières conditions; elle agit sur les autres muqueuses, pourquoi n'agirait-elle pas sur la muqueuse intestinale. Elle diminue la sécrétion trop abondante et change le mode de vitalité.

L'état de la langue est le plus souvent suffisant au praticien pour poser son diagnostic; je ne parlerai donc pas des altérations que cet état indique. Lorsque la langue est pâle ou à peu près normale, on peut, avec beaucoup de chance de réussite, avoir recours à l'eau balsamique. Dans la diarrhée atonique, elle agit en resserrant le tissu, comme fait l'alun, le sucre de Saturne; la sécrétion diminue en même temps qu'une certaine stimulation est exercée sur les cryptes muqueux ; cette action combinée est très avantageuse, car si vous employez les astringents seuls, presque toujours la diarrhée reparaît quand leur action a cessé.

Quel que soit le médicament que l'on administre, il est souvent une condition indispensable pour aider son action : c'est de faire cesser l'activité trop grande du mouvement péristaltique, qui entraîne avec trop de rapidité, par le canal intestinal, les substances qui ne peuvent agir sur la muqueuse qu'en y séjournant quelque temps. Cet effet s'obtient par l'opium, et surtout par son extrait gommeux, que j'associe à l'eau balsamique à la dose de 5 à 10 centigrammes par jour, en ayant en même temps recours aux lavements laudanisés.

Parmi les causes qui amènent les ulcérations des intestins, les plus fréquentes sont: pour les affections aiguës, la fièvre typhoïde et la dyssenterie; pour les affections chroniques, la phthisie pulmonaire à sa dernière période.

Dans les ulcérations consécutives à la fièvre typhoïde et à la dyssenterie, le traitement est des plus difficiles, parce que dans ces cas les malades ont souvent recouvré l'appétit, et qu'en les nourrissant d'une manière substantielle, on les expose ou à la mort ou à des convalescences interminables.

Le seul procédé à employer est de leur donner des aliments qui ne fournissent presque pas de matières fécales (consommés, potages féculents, gelées de viande, tête de veau, pieds de veau, etc., etc.). Cette première indication remplie, on se trouvera très bien de l'emploi de l'eau balsamique (cachet vert), car elle resserrera les tissus, donnera du ton à toute l'économie, ordinairement dans un état d'affaissement général; elle empêchera aussi ces hémorrhagies intestinales souvent si funestes dans la dernière période de cette maladie.

Je tiens à fixer un instant l'attention des praticiens sur les avantages qu'ils peuvent retirer de l'eau balsamique dans les cas d'ulcération des intestins chez les malades qui sont affectés de phthisie pulmonaire. Cette complication est des plus graves; c'est elle qui très souvent fait échouer le traitement, et qui hâte l'épuisement des forces. Aussi peut-on dire qu'il est bien rare qu'on sauve un malade qui a une forte diarrhée. Il faut pourtant le tenter; car, comme l'expérience me l'a prouvé, la chose n'est pas impossible, surtout lorsque le mal a été produit par le médecin plutôt que par la maladie. Ces cas malheureusement ne sont pas rares; on donne trop souvent dans la phthisie un certain nombre de médicaments qui détériorent l'estomac. Si, aux périodes que j'ai indiquées, on avait donné l'eau balsamique, au lieu de délabrer les organes digestifs, on les aurait conservés dans toute leur intégrité.

En effet, lorsque les intestins sont ulcérés, chez des malades affectés de phthisie pulmonaire, l'eau balsamique (cachet vert) convient encore, elle resserre et tonifie; c'est un médicament d'autant plus précieux qu'il attaque en même temps l'affection principale, et qu'il enraie la marche rapide et funeste de la maladie. Il remplacera avantageusement le quinquina et les autres toniques qu'on est obligé de donner pour soutenir les forces.

Je conseille de faire prendre ce médicament à la dose de six à huit cuillerées par jour, associé à l'extrait gommeux d'opium; ce sera au médecin à apprécier si ces doses peuvent être dépassées.

Pourtant je dois ajouter que j'ai vu des cas où l'eau balsamique, loin d'arrêter la diarrhée, l'augmentait; il va sans dire qu'il faut alors se hâter de renoncer à son usage. Ces cas m'ont semblé être surtout ceux où la langue était sèche et rouge.

MM. Trousseaux et Pidoux ont parfaitement observé aussi les excellents effets de l'administration intérieure des balsamiques, tant dans les entérites que dans les ulcérations des intestins.

CHAPITRE VII.

De l'Emploi de l'Eau balsamique dans le Catarrhe de la Vessie.

Le catarrhe vésical est une affection caractérisée par une sécrétion pathologique de la membrane muqueuse de la vessie ; il a presque toujours pour point de départ une inflammation.

Il n'est pas de mon sujet d'examiner les différentes causes qui peuvent déterminer cette phlogose, mais de bien apprécier les modifications qu'elle imprime à la membrane interne de la vessie. D'après ce qu'enseignent les auteurs et d'après ce que j'ai pu observer moi-même, la membrane muqueuse, au lieu d'être d'un blanc mat, villeuse, lisse, d'une épaisseur égale, d'une consistance que l'ongle ne peut que difficilement entamer, et d'un rouge perlé, bleuâtre, par plaques ou dans toute l'étendue de la membrane ; elle a un aspect fongueux, quelquefois analogue à celui qu'on remarque, par exemple, sur un cautère mal soigné ; elle est boursoufflée, épaissie, plus friable, couverte d'une matière puriforme ; quand on la presse entre les doigts, on l'affaisse comme une éponge, et l'on en fait sortir un liquide semblable à celui qui est déposé à sa surface. Tous les vaisseaux sanguins environnants sont plus ou moins dilatés, et forment des réseaux plus apparents et plus serrés qu'à l'état sain. L'urine contracte des caractères spéciaux ; elle prend des couleurs très variables ; ainsi, chez le plus grand nombre des malades, elle se montre d'abord d'une couleur lactescente, puis elle passe chez quelques-uns à la couleur fauve ou orangée ; quelquefois aussi elle contient du sang. Mais lorsque la maladie dure déjà depuis un certain temps, l'urine reprend chez tous les individus sa couleur naturelle ; seulement elle est un peu moins limpide. Reçue dans un vase et refroidie, elle donne une forte odeur ammoniacale ; mais bientôt, surtout si la température est un peu élevée, elle devient légèrement acide. Pendant le refroidissement, la totalité du liquide se sépare en deux parties : l'une, gélatineuse, gagne le fond du vase ; l'autre, en plus grande quantité, reste dessus ; mais au bout de vingt-quatre ou de trente-six heures, il se fait dans la partie gélatineuse un dégagement de gaz qui, en la rendant d'une pesanteur spécifique moindre, en fait surnager une portion. Cette humeur muqueuse est ici, par ses propriétés chimiques, la même que dans toutes les autres affections catarrhales ; mais son aspect en diffère singulièrement. La quantité varie par suite de différentes circonstances : il est à remarquer qu'elle diminue si la maladie augmente d'intensité, et devient aussi moins visqueuse ; dans l'état chronique, ce mucus a beaucoup d'analogie avec l'albumine de l'œuf, seulement il est plus laiteux. La couleur jaunâtre ou d'un blanc sale de cette humeur, l'espèce de pus séreux et très miscible à l'eau qui s'en sépare par le refroidissement, ont fait croire à quelques médecins qu'il y avait alors ulcération de la vessie ; mais on remarquera que cette prétendue suppuration peut se montrer et disparaître plusieurs fois dans le même catarrhe vésical, qu'elle est toujours concomitante d'une exaltation plus grande des autres symptômes : c'est un phénomène caractéristique de surexcitation passagère ; elle est propre à ce dernier état comme la sécrétion glaireuse pure est propre à l'état chronique de la maladie. Enfin, dans le plus grand nombre des cas, ce n'est pas plus du pus que ne le sont les matières de l'expectoration dans la dernière période du catarrhe pulmonaire fort intense. L'examen du cadavre n'a pas toujours suffi pour détruire cette erreur. La surface de la vessie présente en effet quelquefois sur certains points une plaque blanchâtre, sorte de couenne albumineuse, concrète et si adhéernte, qu'elle peut être prise de prime abord pour le tissu lui-même de l'organe, et simuler un ulcère. Le liquide puriforme qui en découle augmente encore ce doute ; mais si on lave à plusieurs reprises la partie affectée, il sera bientôt évident que tout le mal se réduit à une inflammation locale qui, par sa durée, a déterminé le boursoufflement et l'épaississement de la membrane muqueuse. (Ferrus.)

Hors la période d'acuité, le catarrhe vésical assez souvent n'est pas une maladie très-douloureuse ; il peut exister des années sans compromettre l'existence des individus ; cependant il est peut-être une des affections les plus pénibles et les plus désagréables ; il exerce une fâcheuse influence sur le moral ; comme presque toutes les maladies des organes génito-urinaires, il engendre chez le malade la tristesse, une propension à penser à son mal, ou à en parler ; ce qui tient à ce qu'il y a toujours là quelque chose pour le lui rappeler. Mais cela est-il étonnant? Tantôt ce sont des pesanteurs au périnée, des douleurs vagues ou assez vives dans la région hypogastrique, augmentant et devenant très intenses souvent par une cause légère. Tantôt le besoin plus ou moins fréquent d'uriner, soit pendant le jour, soit pendant la nuit ; ce besoin, qui peut se reproduire à des époques très rapprochées, et qu'il faut satisfaire promptement, force les malades à fuir la société, surtout celle des femmes, et à renoncer quelquefois à des positions avantageuses. Ce qui tourmente généralement beaucoup, c'est la présence des mucosités contenues dans les urines ; voyez ces pauvres catarrheux, avec quel soin, quelle persévérance, ils examinent à chaque instant du jour le dépôt qui se forme au fond du vase, pour savoir s'il augmente, s'il change de couleur, etc. ; ils s'étudient avec le plus grand soin pour trouver toutes les causes hygiéniques qui peuvent leur nuire ou leur être utiles : autre supplice de leur vie, car alors ils renoncent à une foule de plaisirs auxquels ils étaient accoutumés, parce qu'ils savent par expérience que le plus souvent ces plaisirs n'ont pas été étrangers au mal qui les tourmente. Malgré ce soin, des circonstances qu'il est à peu près impossible d'éviter, ramènent l'état aigu, de véritables cystites qui cèdent ordinairement aux traitements, mais qui ont l'inconvénient de laisser à la membrane muqueuse un degré plus profond d'altération; ainsi l'on peut dire que toutes les fois que des accidents de ce genre se développent, le catarrhe chronique a fait des progrès.

Après des années passées dans ce triste état de santé, le malade s'affaiblit, sa constitution se détériore, il maigrit, son teint s'altère, la fièvre hectique le mine, les urines deviennent fétides, tantôt il ne peut les retenir, tantôt on est obligé d'avoir recours à la sonde. Cette position, comme on le conçoit, ne peut durer longtemps, elle entraîne la mort.

Les causes du catarrhe vésical sont très variées; tantôt elles sont internes et générales (rhumatismales, éruptions cutanées, suppression d'un écoulement), tantôt elles tiennent à la présence de corps étrangers dans la vessie (calculs, corps étrangers dans la vessie), tantôt à un obstacle mécanique, dont le siége est dans l'urètre (engorgement de la prostate, rétrécissements.) Il va sans dire que pour obtenir la guérison du catarrhe, il faudra chercher à bien apprécier la cause qui l'a fait naître. La chirurgie et la médecine seront souvent appelées à intervenir avant qu'on puisse songer à attaquer le catarrhe vésical.

Nos ouvrages de médecine sont riches en moyens propres à combattre cette maladie. Nous y trouvons la nomenclature d'un grand nombre de substances qui tour à tour ont eu de la vogue et sont tombées plus tard en discrédit. Cependant, de tous les médicaments qui méritent quelque confiance, les substances balsamiques doivent occuper le premier rang; ainsi le cachou, la gomme Kino, le baume de la Mecque, le styrax, sont donnés en pilules ou en potions; l'on en obtient d'assez bons effets, mais ce sont des médicaments qui ne tardent pas à fatiguer l'estomac.

La térébenthine est généralement regardée comme une des substances les plus efficaces dans le traitement de cette maladie; mais souvent il faut la donner à la dose de dix jusqu'à quarante-huit grammes par jour pour obtenir la guérison; encore échoue-t-on la plupart du temps, parce qu'il est indispensable d'en continuer longtemps l'usage; il est assez rare, comme il est facile de le concevoir, de trouver un malade qui puisse pendant plusieurs jours continuer un semblable médicament, fût-il même masqué de la manière la plus ingénieuse. L'estomac se révolte, il survient des indigestions, des vomissements, de la diarrhée; et l'on se voit forcé de renoncer à une substance qui ne peut réussir qu'à la condition d'être employée pendant un certain temps. On a aussi conseillé la térébenthine en lavements, en frictions, en vapeurs; mais on conçoit qu'on ne peut guère compter sur de pareils moyens. Il m'a semblé, par analogie, que l'eau balsamique devait remplacer avec avantage toutes ces substances, et même l'emporter de beaucoup sur elles ; aussi ne puis-je m'empêcher de vous dire la satisfaction que j'éprouvai lorsque, ayant employé pour la première fois l'eau balsamique dans le catharre vésical, j'obtins un succès complet. Dans cette maladie, l'eau balsamique (cachet vert) se donne à haute dose ; on commence par 2 ou 3 verres par jour et on l'augmente graduellement jusqu'à 1 à 2 bouteilles par jour dans les cas rebelles.

CHAPITRE VIII.

Emploi de l'Eau balsamique contre le Scorbut et dans le traitement des Plaies.

L'eau balsamique (cachet vert) possédant des propriétés stimulantes et astringentes à la fois, je puis sans crainte la recommander dans certaines altérations du sang qui souvent amènent des hémorrhagies, et dans certaines cachexies hémorrhagiques succédant, soit aux affections typhoïdes, soit à d'autres états pathologiques.

C'est pour cela qu'on peut l'employer avec beaucoup d'avantages contre le scorbut, que Magendie, Huxan, Andral, Gavaret et d'autres maîtres recommandables attribuent à l'altération du sang par les alcalis, et à une faiblesse prononcée des tissus.

Or, comme la vertu de l'eau balsamique est aujourd'hui bien constatée par la pratique dans les maladies des membranes muqueuses, je suis certain qu'elle est appelée à rendre de précieux et d'immenses services aux troupes de mer et à la marine en général, où les hommes sont si souvent décimés par cette terrible maladie.

Dans les plaies, l'eau balsamique (cachet vert) calme les douleurs et combat efficacement l'élément inflammatoire, surtout dans les cas de contusion et de brûlure. Lorsque les bourgeons charnus deviennent fongueux et pâles, que le pus tend à devenir de mauvaise nature, on obtient par l'emploi de cette eau les modifications les plus favorables. Appliquée toutes les deux heures au moyen de tampons de charpie ou de compresses, elle ne tarde pas à faire naître et à raffermir les bourgeons charnus, et toute odeur infecte disparaît promptement.

A ces avantages se joignent encore les suivants : l'eau balsamique agit comme réfrigérant; elle a l'action calmante de l'eau froide; son application est facile dans les hôpitaux, dans la pratique civile, et même chez le pauvre, à cause de la simplicité de son emploi : la main la moins exercée peut procéder au pansement; ce qui permet de renouveler souvent ces appareils peu coûteux qui amènent pourtant des résultats très remarquables. De plus, j'ai observé qu'il est rare que, dans les cas de brûlure, on ait des cicatrices difformes.

L'eau balsamique est donc destinée à rendre de grands services en chirurgie; mais c'est surtout en campagne, pendant les guerres, après de grandes batailles; car alors les chirurgiens et les infirmiers, malgré leur zèle et leur dévouement, ne peuvent pas toujours suffire à panser et à soigner tous les hommes blessés. Dans ces circonstances difficiles pour l'homme de l'art, il peut être avantageusement secondé par toutes les personnes qui l'entourent; le malade lui-même peut, en attendant l'arrivée du médecin, commencer à s'appliquer les compresses d'eau balsamique, qui ordinairement arrêtent l'hémorrhagie et entretiennent la fraîcheur de la plaie.

D'ailleurs, il sera facile à chacun de multiplier les applications de l'eau balsamique, d'après les indications que j'ai données dans le cours de cet ouvrage.

Cependant, avant de finir, je devrais citer sans doute les observations intéressantes que j'ai recueillies dans les diverses maladies que j'ai traitées; mais elles sont si nombreuses, qu'il me faudrait un volume si je voulais les rapporter toutes, sans parler même de celles qui m'ont été communiquées par d'autres médecins.

www.ingramcontent.com/pod-product-compliance
Ingram Content Group UK Ltd.
Pitfield, Milton Keynes, MK11 3LW, UK
UKHW021204230726
13926UKWH00001B/310

9 782014 047462